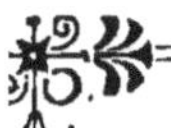

BIBLIOTHÈQUE POPULAIRE
DES CONNAISSANCES MÉDICALES

5

LA

PÉDÉRASTIE

PAR

LE Dr CAUFEYNON

PRIX : 1 FRANC

PARIS

NOUVELLE LIBRAIRIE MÉDICALE

39, Rue de Trévise, 39

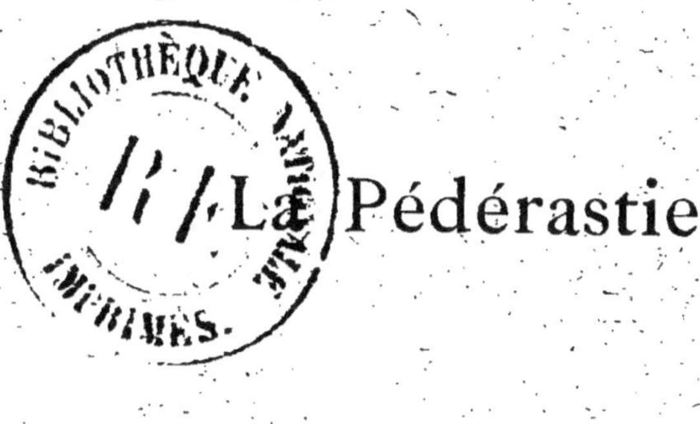

La Pédérastie

Docteur CAUFEYNON

La Pédérastie

Historique
Causes — La prostitution pédéraste
Mœurs des pédérastes
Observations médico-légales

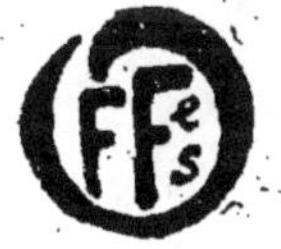

PARIS

OFFENSTADT & Cie, ÉDITEURS

39, RUE DE TRÉVISE, 39

ETYMOLOGIE

Le mot pédéraste a été employé pour désigner les hommes à tendances homosexuelle, quoique scientifiquement il ne désigne qu'un groupe particulier de ces individus qui pratiquent des actes contre nature.

Pédéraste vient de *Paidos Eraste* et si gnifie amateur de garçons ; c'est sous ce nom que les anciens Grecs désignaient d'une façon générale, qu'il s'agisse ou non d'acte génital, les amateurs de garçons et de jeunes gens.

Un mot que l'on rencontre souvent dans

les auteurs modernes est celui d'*Uraniste*
Ce terme dérive du passage du *Banquet de
Platon* où l'on lit : « Pas d'Aphrodite sans
Éros. Mais il existe deux déesses, l'An-
cienne Aphrodite née *sans mère*, elle est
fille de Zeus et de Dioné ; nous l'appelons
Pandemos. L'Éros de la première doit par
conséquent s'appeler Uranus...L'amour de
l'Éros Urania n'a choisi aucune partie
féminine, mais préféré la partie masculine.
Ceci est l'amour pour les garçons, c'est
pour cela que les individus animés de cet
amour s'adressent au sexe masculin. »

HISTORIQUE

I

Le culte de Baal.
La Grèce antique. — Rome. — L'Orient.
Le Moyen Age et la Renaissance

I

HISTORIQUE

Le culte de Baal. — La Grèce antique. — Rome. — L'Orient. — Le Moyen Age et la Renaissance.

On rencontre la pédérastie chez les premiers peuples civilisés dont l'histoire nous a gardé la trace, soit dans l'Ancien, soit dans le Nouveau monde. Les peuples primitifs de l'Asie mineure, Juifs, Assyriens, Phéniciens, les peuples de la Grèce historirique la pratiquaient. La Bible elle-même nous instruit à ce sujet au temps d'Abraham.

« Lorsque les deux anges qui avaient annoncé au patriarche que sa femme Sarah, âgée de ving-six ans, lui donnerait un fils, allèrent à Sodome et s'arrêtèrent dans la maison de Loth pour y passer la nuit, les habitants de la ville, avant de se coucher, environnèrent la maison, voulant abuser d'eux, et appelant Loth : « Où sont ces hommes, lui dirent-ils, qui sont venus chez toi cette nuit ? Fais-les sortir afin que nous les connaissions. » (Genèse CLXX.)

Le culte de Baal, contre lequel Moïse devait s'élever, n'était que la prostitution masculine mise sous la protection de la divinité.

« Les prêtres attachés au temple étaient de beaux jeunes gens sans barbe, qui, le corps épilé, frotté d'huiles parfumées, se prostituaient au nom du Dieu des Madianites. »

Les lois de Moïse édictèrent des peines sévères contre la pédérastie.

« Si un homme dort avec un mâle et

s unît avec lui comme avec une femme, l'un et l'autre commettent une infamie ; qu'ils soient punis de mort et que leur sang retombe sur eux. » (Genèse, xx, 13.)

Les scandales et les orgies de Babylone sont célèbres. En Phénicie, on retrouve des pédérastes attachés aux temples.

Dans la Grèce antique, on retrouve l'amour contre nature chez les dieux et les demi-dieux, forgés à l'image des hommes.

Aristote parle de ce vice comme existant chez les Celtes ; Edsèbe le signale chez les Germains.

Dans le Nouveau monde, on découvrit lors des premières conquêtes, la pédérastie chez les Aztèques. Dans l'Amérique du Nord, Virey nous dit que Boncrot découvrit ce vice chez les Esquimaux.

Mais c'est surtout dans l'Ancien monde, dans l'antiquité grecque et latine que l'amour contre nature, *l'amour grec*, a été le plus connu.

Les pédérastes abondaient à Athènes, presque tous les hommes célèbres ont été à plus ou moins bon droit, soupçonnés de pratiques sodomiques.

A Sparte, en Élide, en Béotie, l'amour de l'homme pour l'homme était considéré, dit Xénophon, comme une véritable union matrimoniale. En Crète, on enlevait les jeunes garçons comme on eût enlevé des filles, et les jeunes gens de bonne famille considéraient comme un déshonneur de ne pas avoir d'amants.

Dans l'antique Rome, avant les Césars comme sous leur règne, la prostitution pédéraste fleurissait librement. Il y avait à Rome la prostitution pédérastique publique et celle privée.

La première était la plus répandue. Les prostitués avaient une tenue spéciale : « Ils étaient sans barbe et sans poils, la peau frottée d'huiles parfumées, avec des cheveux longs, soigneusement bouclés, l'air effronté, le regard oblique, le geste lascif et provocateur, la démarche composée. Ils portaient des vêtements de couleur voyante, surtout de couleur verte, d'où leur nom de *Galbonati* (Chevallier).

Dans la prostitution pédérastie privée, les familles praticiennes avaient coutume de donner à leur fils, à partir du jour de leur puberté, un jeune esclave qui partageait leur lit, et qui était destiné à satisfaire leurs premiers élans voluptueux.

Les empereurs Romains donnèrent eux-mêmes l'exemple de la sodomie. César ne fût-il pas dénommé : *le mari de toutes les femmes, la femme de tous les maris*. Auguste fut adopté par César parce qu'il s'était prostitué à lui. Tibère, Caligula, Néron, Galba, Othon, Titus, Domitien, Nerva, Tra-

jan, Adrien, Commode, furent des pédérastes actifs et passifs. Héliogabale surpassa
tous ses prédécesseurs. « Il entra, dit Mo-
reau, de Tours, dans la ville éternelle, vêtu
d'une robe de soie traînante, le visage fardé
les sourcils peints, semblable à une idole.
Il s'habille en femme, prend le nom d'im-
pératrice, confère des dignités d'Etat à ses
nombreux amants recrutés du cirque, de
l'armée, de la marine, de tous les lupanars,
pour leurs facultés priapiques.

Au moyen âge, on trouve dans les ordon-
nances royales la preuve évidente que la
pédérastie n'a discontinué à régner en Europe.

L'Orient de ce temps-là nous fournit
aussi quelques données sur l'amour entre
hommes Sous le règne de Constantin, il
aurait existé d'après Moll, à Constantino-
ple, des maisons publiques où l'on pouvait
se procurer des hommes aussi facilement

que des femmes. Le grand-vizir Ali-Pacha se sentait vivement attiré vers les garçons chrétiens ; il les éleva bientôt au rang de pages, à cause de leur beauté. Ce qui est caractéristique de la façon dont la pédérastie était ouvertement pratiquée en Orient, jusque dans les temps modernes, c'est l'ordre que donna le grand-vizir, vers 1771, au début d'une campagne, de chasser du camp tous les *gamins*. Un grand nombre de poètes orientaux ont chanté l'amour entre hommes.

Sous la Renaissance la pédérastie s'étendit considérablement. Avec Henri III, apparaît un des types les plus parfaits du sodomiste. Il ne commença qu'assez tard à s'adonner à l'amour anti-physique, et il y aurait été déterminé par une maladie vénérienne contractée à Venise. On connaît les mignons d'Henri III : Caylus, Maugiron,

Nogaret ; les satires du temps ne les ont pas épargnés.

En Angleterre, Henri VIII avait édicté des peines sévères contre ce vice, ce qui prouve que ces rapports régnaient alors.

Sous Charles Ier, un procès célèbre aboutit à la condamnation de trois personnages convaincus de pédérastie : lord Audley et ses favoris Fit Patrik et Broadway.

En France, au xviie siècle, un certain nombre de personnages historiques ont été taxés d'adeptes de l'amour contre nature : tels Gaston, frère de Louis XIII ; Monsieur frère de Louis XIV ; le duc de Vendôme, dit le *ragoût d'Italie* ; le fils du maréchal de Villars, *l'ami des hommes*.

Au xviiie siècle, il n'est pas plus difficile de mettre encore partout en évidence les pratiques d'amour contre nature, aussi bien en Prusse, en Italie, en France qu'en Angleterre, où l'affaire Walpole (1751)

montre l'organisation parfaite à cette époque du chantage pédérastique.

Quant aux peines édictées contre le vice
contre nature : les législations grecque et
romaine regardaient d'un œil indifférent
ou indulgent les rapports d'homme à
homme. Le Moyen âge, avec Charlemagne,
Saint-Louis, etc., ne fut pas plus indulgent que la loi hébraïque, qui demandait
la peine de mort : et au XVIIe siècle même,
on brûlait et on pendait en France, en
Angleterre, en Amérique, pour faits de
pédérastie.

En France aujourd'hui, les rapports
sexuels contre nature ne tombent sous le
coup de la loi que s'ils constituent un ou-
trage public ou un attentat à la pudeur ;
les rapports consentis par les deux parties
et s'accomplissent en lieu secret, échappent
à toute répression. Il n'en va pas de même
dans quelques pays étrangers, par exemple

en Autriche et en Allemagne. Le code pénal autrichien dit que doit être considéré comme crime de *coït contre nature*, c'est-à-dire de coït avec les animaux ou *entre personnes du même sexe...*; et le code pénal allemand dit que les actes de débauche contre nature qui auront été commis *entre personnes du sexe masculin*, ou avec des animaux, seront punis d'emprisonnement; le coupable pourra, en outre, être privé de ses droits civiques.

La loi française ne punit donc les rapports invertis que dans certains cas; les codes autrichien et allemand les considèrent comme délictueux dans tous les cas. Pouvons-nous en inférer, sinon qu'il est une misère en puissance, une défectuosité latente, non de tout homme, mais de sa nature, une virtualité?... Le vice est un mal hérédosocial; au point de vue subjectif, l'homme n'a pas encore dépouillé « le viel homme » l'ancêtre, l'animal ; au point de vue objectif, trop de conditions sociales, en tête desquelles il faut placer l'épuisement parésique de la société actuelle, favorisent les manifestations de cette animalité native. » (Pouchet)

II

CAUSES

Par peur et par nécessité.
L'abus des plaisirs vénériens. — Le vice.
Causes occasionnelles. — Les mauvais exemples.

II

CAUSES

Par peur et par nécessité. — L'abus des plaisir vénériens. — Le vice. — Causes occasionnelles. — Les mauvais exemples.

Comme pour l'onanisme, on a rapporté les causes ayant pu déterminer la pédérastie ; c'est, a-t-on dit, pour éviter la syphilis et la blennorrhagie que l'homme, fuyant les rapports normaux, se jette dans l'inversion ; espoir chimérique d'ailleurs, car les rapports contre nature sont loin d'être exempts de tout danger.

Un des types les plus célèbres et les plus complets des adeptes de l'amour anti-naturel, Henri III, n'aurait, dit-on, commencé ses pratiques qu'à la suite d'une affection vénérienne contractée dans des rapports normaux et de crainte de récidive.

Un pédéraste d'Inspruck disait à Hauffmann « qu'un rapport avec une femme était trop dangereux et qu'il pouvait facilement en résulter quelque chose, tandis qu'avec des garçons il n'y avait rien à craindre de ce genre ».

La pédérastie par nécessité s'observe dans les agglomérations d'individus du même sexe. Pour satisfaire ses besoins sexuels, l'individu vivant dans ce milieu n'a à sa disposition que le rapport avec son sexe ; il le tente si son appétit est plus fort que sa raison, ou si son moral est trop peu développé pour faire échec à ce besoin sexuel. Mais il faut remarquer qu'en ce cas, l'acte contre nature n'est nullement obligatoire, et l'excuse alléguée par qui le commet n'est pas suffisante !

L'abus des plaisirs sexuels et l'onanisme peuvent conduire l'homme à la pédérastie, Dans le premier cas, c'est la satiété qui engendre le dégoût des relations sexuelles normales et amène l'impuissance devant la femme ; Von Kraft-Ebing s'exprime ainsi :

« C'est là l'inversion de ces vieux roués qui sont saturés de jouissances sexuelles normales et qui trouvent dans la pédérastie un moyen de ranimer leur virilité, l'acte ayant pour eux le charme de la nouveauté. Ils stimulent temporairement par ce moyen leur puissance psychique et somatique abaissée. Cette nouvelle situation sexuelle les rend, pour ainsi dire, puissants, et leur donne des jouissances que les rapports sexuels avec les femmes ne peuvent plus leur offrir. Alors ces individus peuvent en venir à la pédérastie passive comme à un stimulant passager qui les mets dans la possibilité d'accomplir la pédérastie active; de même qu'ils ont occasionnellement recours à la flagellation, à la contemplation de scènes lascives. »

Le Dr Thoinot considère deux catégories d'individus chez ces derniers pédérastes : « La distinction est celle-ci : chez le *vicieux*, le dégoût des relations hétérosexuelles est artificiel, presque voulu, et créé par le sujet même ; chez l'*uraniste retardé*, c'est la personnalité psychique même du sujet qui change en dehors de sa volonté, et souvent malgré sa volonté. Le vieux libertin tombé dans des pratiques homo-sexuelles a bien le dégoût de la femme, mais il n'est nullement porté vers son propre sexe, comme l'est l'uraniste par un penchant morbide, violent et irrésistible ; il n'obéit qu'à un penchant vicieux qu'il ne tiendrait qu'à lui de réprimer. »

L'abus de l'onanisme, dit Von Kafft, trouble la source des sentiments nobles et idéaux que fait naître le sentiment sexuel avec son développement normal, il peut même le faire tarir complètement. Il enlève au bouton de rose qui va se développer et le parfum et la beauté, et ne laisse que le penchant grossièrement sexuel et brutal pour la satisfaction sexuelle. Quand un individu corrompu de cette manière arrive à l'âge où il peut procréer, il n'a plus ce caractère esthétique et idéal, pur et ingénu, qui l'attire vers l'autre sexe. Alors, l'ardeur du sentiment sensuel est éteinte et l'inclination pour l'autre sexe diminue considérablement. Cette défectuosité influence d'une façon défavorable la morale, l'esthétique, le caractère, l'imagination, l'humeur, le monde des sentiments et des penchants du jeune *onaniste* ; avec les circonstances, elle amène les désirs pour l'autre sexe à tomber à zéro, de sorte que la masturbation est préférée à toute satisfaction naturelle ».

Chez un enfant cette cause peut être l'attouchement purement accidentel des organes génitaux par un homme et l'affection morbide se développe alors par une association fatale entre le souvenir de cet attouchement et la représentation de cet homme.

Le Dr Hammond rapporte l'histoire de cet individu atteint d'inversion sous forme de pédérastie, passion à laquelle il fut amené pour avoir regardé, étant enfant, deux chiens accouplés. Le jeune garçon pensa que cela se faisait par l'anus ; pour imiter l'acte en question, il s'introduisit un crayon dans le rectum et éprouva simultanément de la douleur et une autre sensation fort agréable.

Les causes occasionnelles peuvent jouer

un certain rôle sur la façon dont sera satis-
fait l'instinct génital, mais encore faut-il
qu'il y ait une certaine prédisposition pour
tel ou tel acte sexuel.

« Si l'on admet, dit Moll, le rôle de causes occasionnelles, encore ne faut-il pas
confondre celles qui conduisent à la réali-
sation d'un acte de perversion quand un
homme, depuis longtemps en proie à l'inversion sexuelle, trouve une occasion de
satisfaire sa passion avec un autre homme,
il ne faudrait pas cependant considérer
cette rencontre comme la cause occasionnelle qui a fait éclore le penchant. Voici un
exemple qui montre bien ce qu'il faut en-
tendre par une cause occasionnelle chez un
individu prédisposé.

« Il s'agit d'un individu, qui, jusqu'alors
absolument normal au point de vue sexuel,
en ce sens qu'il n'avait eu de rapports
qu'avec des femmes, étant allé à Paris, y

fit la connaissance d'une personne qui lui demanda de l'accompagner chez elle. Il accéda à cette proposition, et, très excité, il voulut passer la nuit chez elle. La jeune personne se déshabilla et l'homme découvrit avec stupéfaction que celle qu'il avait suivie était un homme habillé en femme. Dans des conditions normales, la seule idée d'un rapport avec l'homme aurait suffi pour rejeter au loin tout contact physique. Mais il n'en fut rien, l'homme se laissa masturber par l'autre et à partir de ce moment, devint la proie d'une inversion sexuelle des plus nettes. »

Il faut mentionner encore la contagion morale et le mauvais exemple. Tarnowsky leur attribue une importance toute particulière et admet qu'un garçon atteint d'inversion sexuelle et élevé dans un pensionnat peut propager ce vice tout autour de lui. Pour lui, le jeune homme accomplira l'acte en invoquant d'abord l'image de la femme, toute sa vie sexuelle prendra peu à peu une fausse direction, il finira, par habitude, par devenir uraniste et trouvera sa satisfaction exclusivement dans la pédérastie.

Le Dr Coffignon attribue les grands progrès accomplis par la pédérastie, dans ces derniers temps, aux relations plus étroites qui se sont établies entre l'Europe d'une part et l'Asie et l'Afrique de l'autre ; ce fait serait, d'après lui, particulièrement vrai pour l'Angleterre. Il ajoute que la masturbation mutuelle dans les écoles, les pensionnats et les prisons joue un rôle très considérable dans la propagation du vice contre nature. Le fait qu'au début de son évolution sexuelle, l'uraniste en se masturbant ne pense qu'aux hommes, aggrave l'inversion, en ce sens que les désirs sexuels s'associent chez lui de plus en plus à l'idée

des hommes. Aussi arrive-t-il que la masturbation, pratiquée dans ces conditions,
aboutit à l'impuissance envers les femmes et rejette davantage l'individu vers
l'homme.

Stark et Mantagazza disent que parmi
les causes de la pédérastie il faut compter
sur la diminution de l'intensité de la sensation voluptueuse procurée par le coït ; en
ce sens que la contraction de la vulve de-
venant insuffisante pour donner la sensation complète, l'homme la cherche dans la
contraction plus vigoureuse du sphincter
anal. D'après Stark, il faudrait tenir compte
encore du *haut goût* pour l'anus !!

Le docteur Chevalier, de Lyon, nous
donne la conclusion :

« Pour moi, je ne demande aux faits que
ce qu'ils peuvent répondre. Quand je vois
un César être, par goût, *la femme de tous
les maris* ; un roi de France, par crainte de

la vérole, épouser un mignon ; un matelot ne pouvant se résigner à quelques mois de continence ; un coquin se livrer à tous, dans l'espoir d'un gain facile ; un prisonnier se prostituer, pour une cigarette ou un quart de vin, à un co-détenu ; un Canaque s'offrir pour une pièce blanche ; un Arabe violer un ennemi par vengeance ; en face d'un même vice retrouvé à tous les âges, sous toutes les latitudes, dans toutes les sociétés, devant le civilisé en paternité avec l'homme des âges préhistoriques, le sauvage et l'animal, en face de la parennité et de l'universalité du mal, quelle morale ! »

III

PROSTITUTION PÉDÉRASTE

Le chantage

Procédés, intimidation et menaces

Mélange

des deux prostitutions féminine et masculine

Littérature pédéraste

Monstruosités enfantées par la dépravation

III

PROSTITUTION PÉDÉRASTE

Le chantage. — Procédés, intimidation et menaces. — Mélange des deux prostitutions féminine et masculine. Littérature pédéraste. — Monstruosités enfantées par la dépravation.

Le professeur Tardieu est à peu près le seul qui ait osé publier une étude spéciale sur les mœurs des pédérastes ; nous ne saurions donc mieux faire que de donner ici quelques extraits de son livre d' « Etude médico-légale sur les attentats aux mœurs ».

« J'ai dit, dit-il, que je ne reculerai pas devant l'ignominie du tableau ; c'est ainsi qu'il faut en tracer les traits les plus hideux, et emprunter jusqu'au langage des êtres dégradés dont je veux essayer d'ébaucher la repoussante image.

Les hommes qui se livrent au genre d'escroquerie dit *chantage*, et qui, dans leur argot, prétendent *s'occuper de politique*, ne sont, le plus ordinairement, que des voleurs d'une espèce particulière, qui, sans être toujours adonnés eux-mêmes à la pédérastie, spéculent sur les habitudes vicieuses de certains individus, pour les attirer, par l'appât de leurs passions secrètes, dans des pièges où ils rançonnent sans peine leur honteuse faiblesse. Mais à côté de ces hommes enrichis par le vol et mis avec une certaine recherche, on trouve de jeunes garçons corrompus et perdus par eux, qui sont à leurs gages, qu'ils enrôlent, qu'ils dominent et qu'ils désignent, dans leur effrayant cynisme, comme les *outils* dont ils se servent pour attirer leurs dupes et

saisir leurs victimes. Ces misérables enfants, détournés quelquefois du travail
honnête de l'atelier, plus souvent ramassés
dans la boue des carrefours ou dans l'oisi-
veté des mauvais lieux, sont lancés chaque
soir dans les endroits déserts et bien connus
où ils savent *lever* facilement leur triste
proie. Tantôt se plaçant dans une foule,
autour d'un bateleur ou devant l'étalage
d'un marchand de gravures, ils provoquent
les assistants qui se trouvent derrière eux
en *faisant de la dentelle*, c'est-à-dire en
gitant les doigts croisés derrière leur dos,
ou ceux qui sont devant, à l'aide de la
poussette, en leur faisant sentir un corps
dur, le plus souvent un long bouchon qu'ils
ont disposé dans leur pantalon, de manière
à simuler ce qu'on devine, et à exciter ainsi
le sens de ceux qu'ils jugent capables de
céder à leur appel. Lorsqu'ils ont réussi à
se faire accoster, les individus avec qui ils

marchent se présentent tout à coup, et usurpant la qualité et le langage d'agents de police, chargés de faire respecter la morale outragée, finissent par se faire payer leur indulgence, et ne rendent les dupes à la liberté que moyennant la rançon d'une somme souvent considérable.

Quelques-uns réunissent à la fois le double rôle de leveur et de chanteur. Après avoir provoqué à la débauche celui qui a eu le malheur de les aborder, ils changent tout à coup de ton, le prennent, comme ils disent, au *saute-dessus*, et se donnent pour des agents de l'autorité, le menaçant d'une arrestation qu'ils consentent à grande peine à ne pas faire, si leur discrétion est largement rétribuée.

On ne saurait se figurer à quel point a été poussée la criminelle industrie du vol à la pédérastie. Ce n'est pas seulement aux hasards d'une rencontre dans un lieu public que le chantage demande des victimes.

Accompagnant à son domicile le malheureux qui n'a pu sur-le-champ lui payer
son silence, le faux agent, qui a réussi
à se procurer un nom et une adresse, s'as-
sure ainsi une riche capture, qu'il exploi-
tera dans des proportions qui dépassent
tout ce que l'on peut imaginer. Aussi les
chanteurs prennent-ils de grandes précautions pour garder le secret des découvertes
qu'ils font de cette manière, et pour cacher
aux jeunes gens qu'un modique salaire
associe à leurs infâmes manœuvres, la mine
précieuse dont ils veulent se réserver la
possession. Ils se constituent ainsi une
sorte de clientèle qu'ils se repassent et se
revendent entre eux. On n'a pas oublié le
déplorable exemple donné en ce genre par
un homme dont le nom haut placé dans la
science a été livré à la publicité par une
indiscrétion de la presse judiciaire. Les

chanteurs avaient réussi à lui inspirer une telle terreur, qu'il n'hésitait jamais à se soumettre à leur exigence, et que certains d'entre eux comptaient sur sa bourse comme sur la leur. Pendant plus de vingt ans, il s'est laissé ainsi rançonner par plusieurs générations d'escrocs, qui se léguaient un revenu assuré, et qui plusieurs fois se sont disputés à sa porte à qui prélèverait l'impôt en quelque sorte quotidien que leur garantissait sa honteuse faiblesse. — « Ce n'est pas cinquante mille francs, s'écriait devant la justice l'un des révélateurs qui avait participé le plus activement à ces déprédations, c'est plus de cent mille qu'il a donnés ; ça dure depuis 30 ans, on se le repassait ; il a donné ainsi à des individus qui sont morts et à d'autres qui se sont retirés des affaires. »

« Il faut citer encore, dans l'affaire de la rue des Remparts, en 1845, où figuraient

47 accusés, cet Anglais qui avoua qu'ayant été déjà victime d'escroquerie de même espèce, il prenait la précaution, lorsqu'il allait courir les rues pour satisfaire ses honteuses passions, de se vêtir misérablement et de ne jamais donner que de petites sommes, pour ne pas éveiller la cupidité de ceux avec lesquels son immoralité le mettait en rapport. Mais son calcul fut déjoué par l'astuce de deux jeunes escrocs, qui le suivirent jusqu'à un hôtel de belle apparence où il habitait, et qui, pénétrant jusque dans son appartement, se vengèrent de sa fausse indigence en le dévalisant complètement. »

La pédérastie s'exerce encore dans d'autres conditions, où se révèlent plus exactement son caractère de prostitution, semblable en quelque sorte à la prostitution féminine.

Tardieu raconte que l'on voit certaines

maîtresses de maisons réunir chez elles les deux sexes ; et une fille de mauvaise vie déclarait dans une enquête, que les deux tiers des hommes qui se présentaient chez elle y venaient uniquement pour lui demander des petits garçons. Une autre raconte qu'elle rencontrait habituellement sur la voie publique, des jeunes gens qui provoquaient, comme elle, des hommes à la débauche et avec qui, elle et ses camarades, avaient le tort de rire et de plaisenter habituellement. « Ils venaient toujours, ajoutait-elle, demander aux femmes de les recevoir avec les hommes qu'ils accostent, parce qu'ils ne savent où aller. » Le concert des deux prostitutions est si constant que l'on a vu des proxénètes employer, pour attirer les pédérastes, des filles déguisées en hommes ; et que, plus souvent, des jeunes gens ont revêtu des habits de femme pour tromper la surveillance des agents ou dissimuler les honteuses préférences des hommes qui les recherchaient et les amenaient avec eux. Une maîtresse d'hôtel garni, qui fut compromise dans l'affaire de la rue des Remparts, faisait venir un jeune homme chez elle et l'affublait de vêtements de femme avant de le livrer à un individu qui accomplissait avec lui des actes effrénés de débauche. Une autre fois, elle l'envoyait chez son coiffeur pour qu'on lui ajustât une perruque de femme toute bouclée. Elle l'habillait ensuite avec ses propres vêtements, lui donnait son chapeau et son voile, et le remettait ensuite à un homme qui fréquentait habituellement la maison et qui avait demandé lui-même « qu'il fut arrangé ainsi. »

Ce mélange des prostitués des deux sexes prouve que les pédérastes avérés peuvent avoir des relations avec des femmes. Mais il y a cependant une distinction à faire, ce sont surtout ceux qu'on appelle *tantes*, c'est-à-dire ceux qui se prostituent aux véritables pédérastes, qui recherchent parfois à leur tour tous les rapports avec les femmes. Les chanteurs émérites emploient même souvent l'attrait d'une liaison de ce genre pour détourner les jeunes gens et assurer sur eux leur domination. Bien plus, dans un procès, non encore lointain, on a eu la preuve de l'ignoble complicité de deux époux. Le mari offrait sa femme à de jeunes garçons en récompense des infâmes jouissances qu'il leur demandait lui-même.

Faire comprendre et pénétrer les causes de la pédérastie est impossible ; on se demande s'il y a autre chose dans ce vice qu'une perversion morale. La débauche effrénée, la sensualité blasée peuvent seules expliquer les habitudes de pédérastie chez les hommes mariés, chez des pères de famille, et concilier avec le goût des femmes cet entraînement contre nature. On peut s'en faire une idée en consultant dans les écrits des pédérastes les expressions de leurs passions dépravées. Tardieu a publié la pièce suivante, que nous reproduisons textuellement ; elle a pour titre : *Ma confession* et a été recueillie dans un procès de chantage en 1845.

« *Premier amour*. — Le premier que j'ai aimé, oh ! comment expliquer que je l'ai aimé ! Comment dire le délicieux frémissement de mes sens lorsque j'entendais sa voix et le bonheur que j'éprouvais à épier son regard, et les tendres soins que je prenais à faire naître un sourire sur ses lèvres ! Et cependant, je dois en convenir, c'était le premier être qui faisait palpiter mon cœur tous les jours, qui parait mes rêves d'images toujours riantes, qui m'ouvrait une vie, toute nouvelle, et dès lors je ne comptais plus de bonheur qui ne fussent par lui, de senttments qui ne fussent pour lui de devoirs que je ne sacrifiasse à lui. Chacun de ses mots venait vibrer par tout moi comme une tendre mélodie ; son regard souriant ou paisible, semblait se réfléter en douces joies au fond de mon cœur, je comprenais que c'était ainsi que devait être la volupté des anges. Aussi, près de lui, je sentais pâlir tous les sentiments de la vie. Qu'était-ce maintenant pour moi que les préjugés imposés par la loi ou par les habitudes ! Qu'étaient-ce alors que les plaisirs de la société, le triomphe de l'amour-propre ! Que de fois, pour rester près de lui, je fuyais mes amis d'enfance ! Oh ! que n'eussé-je pas fait sur la terre ! que n'ai-je point demandé au ciel, et quelle affection rivale aurait pu parvenir à mon âme !

Deuxième amour. — Faut-il le dire pourtant ?... Trois années de cette première

ivresse étaient à peine finies, qu'un autre
sentiment vint envahir mon cœur. Nulle
puissance ne put s'opposer à l'intérêt que
m'inspira un être qui n'avait pas sur moi
les droits du souvenir, mais dont le front
candide éveillait en moi mille charmantes
espérances. Il avait de grands yeux bleus,
dans lesquels j'aimais à puiser la tendresse;
et lorsque sa tête s'appuyait sur mon épaule,
lorsque sur ses lèvres venait errer mon nom,
comme le premier accord de notre franche
amitié, je me disais : Là aussi sera pour
moi le bonheur d'être aimé.

Troisième amour. — Comment, à quelque
temps de là se trouva près de moi un gentil
garçon, au teint pâle, aux yeux noirs, je
n'ose vraiment vous le dire... Toutefois,
puisque ma plume veut se vouer à la vérité,
et que mon cœur doit ici trahir tous mes
secrets, j'avouerai que cette nouvelle passion ne fut pas seulement une de ces épi-

sodes piquantes qui passent dans la vie d'un homme, comme ces étoiles éphémères qui glissent à travers le ciel sans en déranger l'harmonie. Mon jeune amour vint prendre sa part aimante dans mon âme. Je ne dus point résister au nouveau qui s'offrait, je devins fou.

Quatrième amour. — Oh ! si je pouvais environner de mystère ce qui me reste à vous dire, si je pouvais céler au fond de mon âme cette dernière faiblesse de la nature, je m'arrêterais à ce nombre mystique de mes amours. Mais hélas ! les destinées sont grandes, inexplicables ; et je dus malgré moi adorer un enfant, tombé, je crois, de la voûte éthérée. Doux comme les chérubins qui soutiennent le voile sur le front de la Vierge, sa bouche toute petite avait un de ces sourires qui durent faire faiblir Eve, si ce fut ainsi que le diable la prit : dans ses yeux était une volupté d'innocence qui faisait tout espérer et tout pardonner. Aimable et gracieux, soumis à vos caprices, prévenant vos désirs, il vous couvrait de doux regards et de caresses charmantes ; il ne fallait pas le voir ou il fallait l'aimer... Voilà pourquoi je l'aimai. Et cependant, si vous voulez comprendre, si vous voulez savoir comme je les aime tous, comment ils m'aiment et comment nous vivons, soulevez le rideau qui ombre ce tableau... c'est un de ces mystères incompréhensibles que la nature seule révèle. »

Mais, il faut bien le dire, la plupart des cas chez les pédérastes sont issus d'une véritable perversion maladive des facultés mentales. Ne voit-on pas, en effet, des gens distingués, fortunés, d'apparente bonne éducation, attirer et admettre près d'eux des individus d'une révoltante saleté et d'une horrible dégradation physique et morale. Un conseiller à la Cour, qui s'occupa des poursuites contre les pédérastes, a rapporté qu'un de ces hommes, descendu d'une position élevée au dernier degré de la dépravation, attirait chez lui de sordides enfants des rues, devant lesquels il s'agenouillait, dont il baisait les pieds avec une soumission passionnée avant de leur demander les plus infâmes jouissances. Un autre trouvait une volupté singulière à se faire donner de violents coups de pieds par un être de la plus vile espèce!

Parmi les monstruosités que peuvent enfanter les passions contre nature et que l'imagination la plus dépravée aurait peine à concevoir, il faut citer les exemples enregistrés dans les fastes de la chirurgie, et qui ne peuvent plus passer pour très rares, de corps étrangers introduits dans l'anus et dans le rectum. Outre que ces faits se sont présentés pour la plupart chez des individus adonnés à la pédérastie et pouvant par

conséquent être rangés au nombre des signes de ce vice honteux, ils ont un très
grand intérêt en ce qu'ils peuvent donner
une idée des modifications extraordinaires
et tout à fait inattendues, que les habitudes
invétérées de pédérastie peuvent apporter
dans la forme et dans les dimensions de
l'orifice anal et de la partie inférieure du
gros intestin.

Lorsqu'on parcourt les observations des
cliniques touchant les corps étrangers introduits dans le rectum, on y voit figurer
un gros fuseau de buis, dont les femmes
se servent pour tricoter, long d'un demi-
pied, une navette, une fiole, une bouteille
d'eau de la reine de Hongrie, la queue d'un
cochon introduite dans l'anus d'une fille
publique, dont l'histoire, rapportée par de
Marchettis, est devenue célèbre, un gobelet
de verre haut de 3 pouces 1/2 et ayant un
diamètre de 1 pouce 1/8 à la base et 2 5/8

au bord, introduit par une prostituée chez un Chinois sexagénaire en état d'ivresse, retiré par le chirurgien américain Parker, une fiole à eau de Cologne longue de 28 centimètres, qui, introduite dans le rectum, était venue faire saillie sous les fausses côtes, un morceau de bois long de 0,12 centimètres sur 7 de diamètre et arrondi à son extrémité, retiré chez un homme dont l'anus était assez élargi pour admettre toute la main de l'opérateur, et chez lequel on trouvait de plus le prépuce déchiré et le méat urinaire fendu et dilaté démesurément. En 1847, un maître d'études vint mourir à l'Hôtel-Dieu des suites d'un défi infâme, à l'occasion duquel il s'était introduit dans l'anus une chope à bière. A citer encore ces deux enfants, le frère âgé de 5 ans et la sœur de 7 ans, qui avaient été soumis à des pratiques monstrueuses et notamment à l'introduction dans l'anus de carottes, de pommes de terre, de cuillers, d'où était résulté pour la petite fille une dilatation de l'anus qui était près de se confondre avec le vagin.

IV

SIGNES EXTÉRIEURS
DES PÉDÉRASTES

Costumes et toilette

Déformation des organes génitaux et de l'anus

IV

SIGNES EXTÉRIEURS
DES PÉDÉRASTES

Costumes et toilette. — Déformations des organes
génitaux et de l'anus.

Les pédérastes de *profession*, s'il est
permis de s'exprimer ainsi, ont un caractère extérieur commun, soit dans leurs
coutumes, soit dans leurs allures, qui ré-
flète en quelque sorte la perversion contre
nature de leurs appétits sexuels. Tout le
monde. du reste, reconnaît assez facilement ces pédérastes auxquels s'appliquent
le nom de *tantes*.

« Les cheveux frisés et pommadés, le visage fardé, le col découvert, la taille serrée afin de faire saillir les formes, les doigts chargés de bagues, et le corps couvert de parfums pénétrants. La coiffure et le costume constituent l'une des préoccupations les plus constantes des pédérastes. Le sentiment de coquetterie abjecte qui les porte à rechercher l'attrait des formes ne s'est jamais montré d'une manière plus scandaleuse, dit Tardieu, que chez des jeunes gens parmi lesquels se recrutait le personnel d'un repaire de pédérastes désigné sous le nom de *Maison de hussards*, à cause de a veste d'uniforme qu'ils affectionnaient et à l'aide de laquelle ils attiraient les regards dans les lieux publics. Dans un journal de l'époque, on trouve le portrait d'un type de pédéraste, connu sous le nom de *Reine d'Angleterre*, qui parut en police correctionnelle. « Est-ce bien un homme ?

Ses cheveux, séparés sur le milieu de la tête, retombent en boucles sur ses joues comme ceux d'une jeune fille coquette. Son cou est protégé par une simple cravate à la Colin, et le col de la chemise retombe de toute sa largeur sur les épaules ; il a des yeux mourants, la bouche en cœur, il se dandine sur les hanches comme un danseur espagnol, et quand on l'a arrêté, il avait dans sa poche un pot de vermillon. Il joint les mains d'un air hypocrite et fait des mines qui seraient risibles, si elles n'étaient pas révoltantes. »

Les pédérastes se reconnaissent facilement entre eux ; Casper a reçu cette confidence : « Nous nous reconnaissons de suite par un simple regard, et je ne me suis jamais trompé en prenant quelques précautions. Sur le Righi, à Palerme, au Louvre, dans les montagnes de l'Ecosse, à Saint-Pétersbourg, en débarquant à Barcelone, j'ai reconnu, en une seconde, des pédérastes que je n'avais jamais vus ! »

Tardieu dit que : « beaucoup de pédérastes passifs offrent un développement excessif des fesses, qui sont larges et saillantes, parfois énormes et d'une forme tout à fait féminine, cette disposition est cependant loin d'être constante. »

La déformation infudibuliforme de l'anus a été surtout remarquée par le Dr Cullerier, elle est depuis devenue un signe certain de pédérastie. Le Dr Thoinot en donne la description en ces termes :

« Quand on regarde la région anale chez un sujet porteur de cette déformation, on voit une sorte d'entonnoir dont la partie la plus évasée est circonscrite par le rebord des fesses, et dont la partie rétrécie se prolonge, à travers l'orifice anal, jusqu'au sphincter refoulé, réduit en un simple anneau qui ferme plus ou moins l'entrée de l'intestin. L'entonnoir est plus ou moins large et profond, suivant l'état d'embonpoint et la saillie des fesses du sujet.

Le mécanisme par lequel l'entonnoir se forme chez les pédérastes sur lesquels on répète le coït anal est bien simple; la verge refoule graduellement et écarte la partie située en avant du sphincter anal qui, lui, par la résistance qu'il oppose, devient le sommet de l'infundibulum. »

Comme signe constant de la pédérastie, il faut encore noter l'*effacement des plis de l'anus* ainsi que la *dilatation permanente de l'anus.* Cette dernière indication est caractérisée par la forme que prend la muqueuse de la dernière portion du rectum, qui se ramasse à l'orifice anal, de façon à former un bourrelet épais et saillant. Dans certains cas elle forme des replis ou excroissances qui simulent parfois les petites lèvres vaginales de la femme. Ces excroissances, ce sont les crêtes, les *marisques* que la description des satiriques latins ont rendues célèbres.

A un degré plus élevé encore, l'orifice anal est réduit à un trou béant, parfois très large, constitué par un anneau circulaire. Il est inutile d'ajouter que cet état entraîne une incontinence habituelle des matières fécales.

Ces caractères peuvent manquer cependant. Le héros d'une affaire de pédérastie rapportée par Casper, le comte Cayus, après 26 ans de pédérastie passive à actes renouvelés deux ou trois fois par semaine, présentait les lésions suivantes : « Fesses flasques et maigres, béantes en forme de cornet ; effacement des plis du pourtour de l'anus, élargissement appréciable de l'orifice anal. Pas de chute de la muqueuse, ni déchirures, ni cicatrice du sphincter. » Dans cette même affaire, l'examen d'un autre pédéraste, âgé de cinquante ans, à habitudes passives avouées et invétérées, ne donna que les résultats suivants : « Pas de flaccidité des joues, pas d'élargissement de l'orifice anal, ni déchirures, ni chutes de la muqueuse. Il n'existait au total qu'un enfoncement des fesses en forme de cornet vers l'anus et l'absence des plis. »

Dans la pédérastie active, Tardieu a observé que les dimensions du pénis sont ou très grêles ou très volumineuse : « La gracilité est la règle très générale, la grosseur la très rare exception ; mais, dans teus les cas, les dimensions sont excessives dans un sens ou dans l'autre. Quant à la forme, elle a quelque chose de beaucoup plus remarquable et de vraiment caractéristique, variants, d'ailleurs, d'après les dimensions du pénis. Dans le cas où il est petit et grêle, il va en s'amincissant considérablement de la base jusqu'à l'extrémité, qui est très effilée, comme un doigt de gant, et rappelle tout à fait le *cannum more*. C'est là la forme la plus ordinaire. Lorsque, au contraire, le pénis est très volumineux, ce n'est plus la totalité de l'organe qui subit un amincissement graduel de la racine à l'extrémité, c'est le gland qui, étranglé à sa base, s'allonge quelquefois démesurément, de manière à donner l'idée du museau de certains animaux. De plus la verge, dans sa longueur, est tordue sur elle-même, de telle sorte que le méat urinaire, au lieu de regarder directement en avant et en bas, se dirige obliquement à droite ou à gauche. Cette torsion et ce changement dans la direction de l'organe sont quelquefois portés très loin, et paraissent d'autant plus marqués que ses dimensions sont plus considérables. »

Il est encore une forme bien connue, c'est celle du pénis en massue ; elle consiste en un renflement globuleux de l'extrémité de la verge, dont le gland est élargi et comme aplati. Parmi ces déformations du pénis, dit Tardieu, telles que l'amincissement, l'étranglement et l'élongation du gland répondent très exactement à la disposition infundibuliforme de l'anus sur lequel elles se moulent en quelque sorte ; de même que la torsion et le changement de direction de la verge s'expliquent par la résistance de l'orifice anal proportionnée au volume du membre et exigeant pour l'intromission une sorte de mouvement de vis ou de tire-bouchon qui, à la longue, s'imprime sur l'organe tout entier.

V

L'AMOUR SODOMISTE

Impuissance vis-à-vis de la femme. — Jalousie.
Les pédérastes passifs.

Chez le pédéraste, l'amour physique ne vise que l'homme, il se détourne de la femme avec la même horreur que l'homme normal se détourne sexuellement de l'homme. Le pédéraste est généralement impuissant avec la femme et puissant seulement dans les rapports contre nature. Il est cependant des exceptions, on a vu de ces êtres dégradés n'ayant pas d'aversion absolue pour l'acte normal, qu'ils accom-

plissent tantôt parallèlement à l'acte vénérien, tantôt à l'acte contre nature.

Von Krafft-Ebing a caractérisé l'amour
des pédérastes par un mot admirablement
juste : « C'est, dit-il, la caricature de l'a-
mour normal. » Le pédéraste ne recherche
que rarement les petits garçons, ce qu'il lui
faut c'est l'adulte mâle, normal et vigoureux, mais qui ne pratique pas en tant que
pédéraste actif, c'est ce qui explique le
goût peu porté d'un pédéraste vers un autre
pédéraste.

Les goûts des pédérastes sont très variés ;
tel aime les blonds, tel préfère les bruns,
celui-là aime les hommes barbus, celui-ci
les imberbes, etc. Comme dans l'amour
normal, il est dans l'amour contre nature
des choix dépravés. On en voit qui aiment
des individus en guenilles, comme certains
individus normaux préfèrent à toutes autres
les femmes sales, de la plus basse classe.

Le pédéraste aime *en femme*, c'est-à-dire avec passion et violence. Il goûte toutes les joies de l'amour heureux ; mais il a aussi les désespoirs de l'amour malheureux et des accès de jalousie terribles qui peuvent le conduire au crime, accès dont voici un exemple ; c'est une observation du docteur Garnier :

« Un inverti congénital rencontre un jour aux Champs-Elysées le type idéal de son imagination, *celui dont il ne pourra plus se passer*, il se lie avec lui et tous deux entretiennent des rapports homosexuels. Notre inverti est amoureux fou de son amant : « Je deviens, dit-il, extrêmement jaloux ; m'étant aperçu qu'il allait avec des femmes, j'eus le cœur serré comme dans un étau. J'aurais voulu tuer la femme qui me l'enlevait et s'emparait ainsi de ma vie. Mes tourments furent si violents que j'eus la jaunisse et tombai malade ». Repoussé par son ami, il prend une résolution criminelle : « Je résolus d'abîmer cette jolie figure que j'ai tant aimée et qui se livre à d'autres. Le jour où je l'ai poursuivi avec un rasoir dans le but de lui taillader le visage, de le défigurer plutôt que de le tuer, j'avais pris deux verres d'absinthe pour m'exciter... »

Il est des pédérastes passifs qui ne se livrent jamais à un seul acte de pédérastie active et qui n'ont jamais de rapports sexuels avec un homme. La masturbation solitaire est leur seule pratique génitale, en rêvant de formes et de nudités masculines, ou bien en se représentant ces rapports contre nature qu'ils désirent ardemment, mais qu'ils s'interdisent par un sentiment de moralité !

C'est généralement à la puberté, au moment où s'éveille l'instinct génital, que le futur pédéraste recherche la société des autres garçons, évite celle des filles.

Von Krafft-Ebing rapporte l'observation suivante :

« Mon instinct génital, dit le Dr X... dans sa confession, s'éveilla à treize ans et se porta dès son origine vers les jeunes gens vigoureux. Au commencement, je ne me rendis pas encore compte du caractère anormal de ce penchant ; je n'en eu conscience que quand je vis et entendis comment mes camarades étaient conformés sous le rapport sexuel. A l'âge de 13 ans, je commençais à me masturber. A 17 ans, je quittai la maison paternelle et je fréquentais le lycée d'une grande ville, où l'on m'avait mis en pension chez un professeur marié. J'eus plus tard des rapports sexuels avec le fils de ce professeur. C'était la première fois que j'éprouvais une satisfaction sexuelle. Ensuite, je fis la connaissance

5

d'un jeune artiste, qui s'aperçut bientôt de mon naturel anormal et qui m'avoua que c'était aussi son cas. J'appris par lui que cette anomalie était très fréquente ; cette communication anéantit l'idée qui m'affligeait beaucoup, que j'étais le seul individu anormal. Là, je fus bientôt l'objet de l'attention générale. Car, comme on disait, au physique je promettais beaucoup. Bientôt, je fus idolâtré par un monsieur d'un âge mûr, que je reçus pour une courte période ; puis j'écoutais avec complaisance la proposition d'un jeune officier qui était à mes pieds. A vrai dire, celui-ci était mon premier amour.

Après avoir fait mon baccalauréat à l'âge de 19 ans, affranchi de la discipline de l'école, je fis la connaissance d'un grand nombre de gens ayant mes penchants.

Lorsque, plus tard, je passai à l'étude de la médecine et que j'entrais en relations

avec beaucoup de jeunes gens de nature
normale, je me trouvais souvent dans l'ob-
bligation de céder aux invitations de mes
camarades et d'aller chez des filles publiques. Après m'être couvert de honte devant plusieurs femmes, parmi lesquelles il
y en avait de très belles, l'opinion se ré-
pandit parmi mes amis que j'étais impuissant. Je donnai à ce bruit de la consis-
tance en racontant des prétendus exploits
excessifs que j'avais autrefois accompli
avec des femmes etc. »

VI

CARACTÈRE DU PÉDÉRASTE

L'indiscrétion. Le mensonge. — Hypocrisie
La pudeur chez les pédérastes

« Si l'on considérait l'uranisme, dit Moll, pour une manifestation et une preuve de mauvais caractère, il serait tout à fait inutile d'étudier les rapports du caractère avec les tendances sexuelles des uranistes. Mais il faut considérer que l'uranisme recherche le coït avec la femme. C'est là un processus intime indépendant de la volonté et qui n'a rien à faire avec le bon ou le mauvais caractère. Pour juger l'uranisme, nous devons nous défaire du mépris dont on les couvre ordinairement; mais, d'un autre côté, si nous ne voulons pas nous prononcer absolument sur la moralité de l'uranisme, nous ne pouvons cacher que son caractère présente certains côtés peu recommandables et même franchement méprisables ».

L'indiscrétion et le bavardage sont à citer parmi les particularités du caractère des pédérastes. Un M. N. N. écrivait à Moll : « Croyez-moi, les femmes les plus hystériques et les plus menteuses se trouvent parmi nous autres uranismes ; car femmes nous le sommes et nous ne le nions pas ».

« Comment, dit Moll, expliquer cette tendance à la dissimulation ? C'est peut-être que les uranistes sont obligés de se débattre toute leur vie dans un tissus de mensonges, car il est rare qu'ils veuillent confier leur secret à une personne étrangère ».

Le Dr Coffignon attire l'attention sur une certaine politesse affectée qui serait un signe certain à tous les pédérastes. Elle existe réellement. Ce qui les caractérise encore, ce sont certaines manières douceâtres cachant le plus souvent une fausseté raffinée.

La vanité du pédéraste est souvent incroyable. Dans les bals et les réunions, chacun cherche à éclipser l'autre. Son envie et sa jalousie portent sur les petites choses, comme chez la femme. A mentionner aussi la passion du pédéraste pour les bijoux.

Parmi les propriétés qui distinguent la femme de l'homme, il faut citer la pudeur. Moll dit à ce sujet : « Il est intéressant de noter que, suivant certains auteurs, la pudeur est bien plus développée chez l'uraniste que chez l'homme normal. Il y a des uranistes qui avouent que pendant leur enfance et même pendant la puberté, ils se distinguaient parmi leurs camarades par leur pudeur.

D'après Tarnówsky, la pudeur des uranistes, quand ils sont encore enfants, se manifeste d'une façon anormale. C'est ainsi que ce sentiment se manifesterait surtout devant un homme étranger : d'un autre côté, les enfants à prédisposition uraniste éprouvent plus de gène à se déshabiller devant un homme que devant une femme. »

Il ne faudrait pas croire que tous les pédérastes possèdent des traits de caractère propres à la femme, il en est au contraire qui se comportent en tout comme des hommes. Il faut distinguer parmi ceux-ci ceux qui, par habitude ou par nécessité, jouent le rôle d'homme normal quand ils se trou-

vent en société, mais aussitôt qu'ils se re-
trouvent avec leurs compagnons en comité
intime, surtout sous l'influence de la bois-
son, leur nature féminine apparaît immédiatement.

On trouve aussi des hommes présentant
des habitudes féminines et qui n'ont cependant aucune habitude vicieuse. Il existe, en
effet, toute une série d'hommes qui, pendant
leur enfance se conduisent comme des
petites filles, aiment leur poupée, n'aiment
pas jouer au soldat ou à la guerre ; plus
tard, ils deviennent normaux à tous les
points de vue. D'un autre côté, on observe
aussi des garçons qui, principalement vers
l'époque de la puberté, sont pris d'un véritable amour pour leurs camarades ; plus
tard, ils n'ont des sentiments que pour la
femme, et il est impossible de découvrir
chez eux des traces de tendances homo-
sexuelles.

5.

VII

LES PÉDÉRASTES ET LES FEMMES

Il y a des invertis qui, pendant très longtemps, ne se rendent pas compte de leur
état ; ils essayent d'avoir des rapports avec
des femmee et sont tout surpris de voir
qu'ils restent impuissants devant elles ;
d'autres ont très nettement le dégoût de la
femme, ne cherchent pas à avoir de rapports avec elle, et s'étonnent de voir leurs
semblables si puissamment attirés vers le
sexe féminain ; toutefois, ils ne se rendent
pas encore compte que leurs sensations

sexuelles sont tout autre que celles des hommes ordinaires. On peut être surpris de ces faits lorsqu'on envisage les pédérastes au point de vue auquel on est habitué, c'est-à-dire comme étant des êtres absolument pervertis. Moll se place à un autre point de vue ; il dit que l'opinion publique a à compter avec ce fait que :

« L'anomalie sexuelle n'est pas de la *perversité*, mais de la *perversion*, c'est à-dire que, pour se développer, elle exige une prédisposition morbide. Ce fait scientifique doit faire justice du préjugé traditionnel en vertu duquel ces malheureux dotés, par un sort cruel, de sensations ou d'instincts homosexuels et privés des joies de la vie de famille, étaient considérés comme des êtres immoraux simplement dignes de mépris. Tout ami de la vérité et de l'humanité apprendra avec satisfaction que le perverti sexuel est un malheureux et non

un criminel ; qu'il n'est pas un profana-
teur de la dignité humaine, mais un véritable deshérité de la nature marâtre, et
qu'il ne mérite pas plus le mépris qu'un
individu venu au monde avec une malformation physique. Mon expérience person-
nelle et les faits historiques m'ont suffi-
samment montré que ce sont souvent des
individus très respectables qui ont le
malheur d'être atteints d'anomalie psycho-
logique. »

Pour certains invertis, l'idée seule d'une
femme nue a quelque chose de repoussant,
de hideux, même en dehors des attouchements. Il en est qui ont essayé le coït avec
la femme et que le dégoût du contact a fait
fuir immédiatement. Comme aussi il en est
d'autres qui entretiennent des relations
avec les femmes, bien qu'au point de vue
sexuel ils n'aient de rapports qu'avec les
hommes.

Certains invertis affectent de courir les femmes afin de laisser égarer les soupçons sur leur véritable passion ; d'autres évitent toute société féminine et passent à cause de cela pour des jeunes gens modèles. De cette façon, avec leur goût pour l'homme, il leur est facile de conserver leur chasteté envers la femme. C'est peut-être là le secret de bien des gens célèbres par leur chasteté.

Il faut remarquer que nombre d'invertis pratiquent le coït avec leurs femmes, mais alors ils profitent d'érections accidentelles ou se représentent un homme pour provoquer l'éjaculation.

Un inverti écrivait à Moll ce qui suit :

« Je puis résumer mes rapports sexuels avec les femmes en disant que j'y ai toujours joué un rôle passif. La curiosité l'amour-propre, la vanité, l'ignorance de mon cœur, m'ont poussé de temps en temps

à essayer la chose. J'espérais toujours guérir de mes tendances maladives en pratiquant l'amour normal. Après une excitation provoquée par des boissons alcooliques, j'arrivai fort bien a accomplir l'acte
sexuel, et pourtant le moment suprême,
manquait toujours. La beauté de la femme
me laissait froid. Du reste, je n'ai pas
devant moi pendant le coït l'image d'un
homme ; j'entre en érection par des frottements énergiques contre la femme et par
des mouvements mécaniques, et l'éjaculation suit bientôt. Plusieurs fois mes tentatives n'ont pas réussi. Depuis six ans, je
n'ai plus de rapports avec la femme ; j'en
retire peu de chose, et du reste cela ne sert
à rien. »

L'inverti se sent parfois attiré vers la
femme, sans que cette attraction provienne
du désir sexuel. Mais il sait apprécier la
beauté, il est aussi désagréable à un inverti

d'embrasser une femme, fut-elle très jolie, qu'à un homme normal d'embrasser un homme, si beau soit-il.

Beaucoup d'invertis présentent un égal penchant tantôt pour le sexe masculin, tantôt pour le sexe féminin. On peut trouver encore chez certains, de courts épisodes où ils se sont sentis attirés vers une femme. Moll cite le cas d'un inverti endurci qui, dans un bal masqué, avait rencontré une jeune fille vers laquelle il se sentit attiré; il eut avec elle des rapports sexuels. Mais, après l'acte, il fut pris d'un tel dégoût qu'il s'enfuit pour ne plus jamais la rencontrer. Dans un autre cas, un individu fut pris d'une passion violente pour une jeune fille et crut pouvoir la satisfaire par un rapprochement sexuel; seulement, par suite de la différence des conditions sociales, il ne parvint jamais au but. Les faits de ce genre ne sont pas très rares dans la vie des invertis.

Chez un grand nombre de ces invertis mixtes, le sexe de l'individu vers lequel ils se sentent attirés sexuellement ne joue en général aucun rôle. Ils ont un penchant pour un certain type, le sexe du type n'est, pour eux, d'aucune importance. Ce qui joue le rôle principal dans leur passion, c'est la tête de l'individu, les uns aiment une tête blonde avec des cheveux coupés courts, d'autres, des traits fins, etc .., abstraction faite de ce que la tête appartient à un homme ou à une femme. Certains invertis ne sont excités que par des femmes à l'aspect masculin, par des femmes, par exemple, qui portent des cheveux courts.

VIII

OBSERVATIONS MÉDICO-LÉGALES

Habitudes actives et passives. — Attentats sur des
jeunes apprentis. — Syphilis communiquée par
rapports contre nature. — Attraits des nudités de
l'homme. — Société des Sept pédérastes de Berlin.
— Assassinat et pédérastie.

Dr Tardieu (1854). — *Habitudes actives
et passives.*

Le sieur D..., soldat aux guides et le
sieur L..., cuisinier, 18 ans, ont été arrêtés
tous les deux le soir, au Champ-de-Mars
en partie déshabillés.

1° D... porte un enfoncement considérable de l'anus, qui se trouve à l'extrémité
d'une sorte d'entonnoir très profond, formé

par la dépression des muscles de l'anus et
qui eux-mêmes dessinent, quand on exerce
la moindre traction, une sorte d'ouverture
évasée. L'orifice anal est lui-même très
facilement dilatable. Tout le pourtour est
sillonné de petites ulcérations et d'érosions
superficielles et souillé de matières incomplètement retenues, d'un autre côté, le
membre viril offre une conformation toute
particulière ; il est manifestement aminci et
comme tordu à son extrémité, qui est grêle
et effilée ;

2° L... présente à un moins haut degré
des signes semblables, tant du côté de l'anus
que vers le pénis, la dilatation infundibuliforme de l'orifice anal est également très
marquée chez lui, et le membre viril, plus
volumineux que chez D... est aussi aminci
et tordu sur lui-même à son extrémité.

Tous les deux offrent des signes manifestes d'habitudes actives et passives de pédérastie.'

Tardieu (1862). — *Visite de quatre pédérastes. — Attentats sur de jeunes garçons.*

Quatres individus soumis à mon examen, à l'occasion de violences commises par deux ouvriers sur de jeunes apprentis travaillant dans le même atelier.

Le plue jeune, âgé de 14 ans, reconnaissait avoir eu à à subir cinq à six fois les rapports contre nature. Il avait l'anus enfoncé, présentant une vive rougeur et une déchirure assez étendue non encore cicatrisée. La défécation était extrêmement douloureuse et en partie soustraite à la volonté.

Le second, âgé de 16 ans, avouait qu'il n'en était pas à ses premières attaques. L'anus, offrait, chez lui, une disposition infundibuliforme très marquée et un élargissement notable du sphincter sans déchirure ni aucune lésion.

Des deux accusés, l'un dans la force de l'âge, avait le pénis très grêle et aminci et en même temps l'anus enfoncé au fond d'un entonnoir élargi et considérablement relâché. L'autre, déjà vieux, était atteint d'une énorme tumeur herniaire du scrotum dans laquelle disparaissait entièrement le pénis, de telle sorte que toute déformation était impossible à constater chez lui.

Tardieu (1862). — *Syphilis communiquée par un rapprochement contre nature.*

Le jeune D... visité par nous, est âgé de 13 ans, il est petit, mais avec membre viril très développé, à l'anus il a des plaques muqueuses, un chancre incomplètement cicatrisé, et une fissure profonde. L'orifice est notablement élargi.

L'inculpé porte au prépuce un chancre énorme qui donne lieu à un écoulement purulent abondant et qui a produit un volumineux engorgement de l'aîne. La conformation du pénis est masquée par le gonflement, mais l'anus offre au plus haut degré la déformation infundibuliforme.

Je conclus à la certitude d'une syphilis communiquée par le rapprochement contre nature de ces deux individus.

Dr Legrand du Saule (1876).

Jeune homme de 20 ans, licencié èslettres, à l'esprit très orné, au caractère froid et morose, aux tendances contemplatives, misantrophiques et haineuses. Recherche la solitude, fuit le monde, témoigne une répulsion profonde pour la femme. Se sent au contraire invinciblement attiré vers l'homme, les image représentant les nudités masculines. Possède des planches d'anatomie consacrées aux organes génitaux de l'homme. Cherche à apercevoir dans la rue le pénis de tout individu qui s'arrête pour uriner. Est arrêté un jour à la place de la Bourse dans un urinoir public abrité, alors qu'un vieillard et lui, à certaine distance l'un de l'autre, se montraient complaisamment toutes leurs parties sexuelles. C'est le fils d'une mère hystérique.

Dr Magnan (1885). — Ingénieur de 37 ans, disproportion d'âge entre les parents, Père marié à 51 ans, la mère 18 ans. — Tante maternelle morte folle. A cinq ans, il a des érections en entendant fouetter ses camarades, érections violentes à la vue des fesses.

A 9 ans, onanisme. A 16 ans, froideur excessive auprès des jeunes filles, émotion et excitation auprès des garçons.

— De 17 à 20 ans, malgré les manœuvres complaisantes de quelques femmes, il a été incapable à la copulation. Par contre, la vue de la nudité de l'homme et particulièrement de la région fessière, provoquait en lui une grande excitation. Devenu, dit-il, amoureux d'un garçon de son âge, il le poursuivi de ses assiduités et a fini par le posséder, Ils se livraient ensemble à des attentats réciproques, suivis d'introduction digitale dans l'anus, ou bien de pédérastie. A 30 ans, essaye sans résultat du traitement par l'électricité. Vient de se marier à 37 ans. Est resté impuissant à côté de sa jeune femme, prévenue d'ailleurs avant le mariage. Troubles nerveux divers, redoute certains bruits, éprouve des périodes de dépressions avec tendances au suicide et parfois aussi de phases d'excitation avec idée de satisfaction.

D³ Casper (de Berlin). — *Société de sept pédérastes.*

Cet affaire très remarquable, aussi bien pour la psychologie que pour la justice, m'offrit l'exploration de 7 confrères pédérastes.

Il s'agissait d'une société d'individus dont le comte Cayus était le chef et dont les membres avaient été recrutés dans les plus basses classes de la société. Je dis remarquable, car il n'arrive pas souvent que l'on ait sous lss yeux un journal comme celui que l'on a saisi chez Cayus en l'arrêtant, où sont notées les impressions journalières d'un pédéraste, ses aventures, ses amours, ses sensations. L'accusé reconnut avec la plus grande franchise avoir rédigé les confessions nombreuses renfermées dans ce volume écrit et relié avec soin, il avoua avec la sincérité la plus naturelle que, pendant 26 ans, il s'était livré à des hommes, deux ou trois fois par semaine.

Ses manières féminines et enfantines, son peu d'embarras, donnent lieu de croire à son excuse, il dit qu'il ignorait complè-

tement que sa conduite fût défendue par
la loi. Du reste, il n'avait aucune lésion de
fonctions mentales.

Il avait 58 ans, grêle, blond avec des
cheveux frisés, il avait l'habitude singulière de se lécher toujours les doigts en
parlant, et de parler à voix basse. Jusqu'à
sa 32ᵉ année, il avait eu des rapports avec
les femmes, et avait dû contracter deux
mariages qui avaient manqué ; il devenait
aussi mystérieux, incompréhensible qu'ab-
ject et répugnant, lorsqu'il faisait la pein-
ture de ses sensations. Il avait les parties
génitales saines et médiocrement développées, une double hernie inguinale, son corps
était flasque et décrépit ; les fesses flasques
et maigres étaient béantes en forme de cornet et les plis au pourtour de l'anus manquaient complètement. L'orifice de l'anus
lui-même était visiblement élargi. L'exploration de l'anus lui faisait éprouver beau-

coup de douleurs, et il dit les avoir éprou-
vées toutes les fois qu'il se livrait à la pédérastie ! Et voilà tout ce que l'on peut
voir sur le corps de cet homme qui, selon
ses aveux, a exercé la pédérastie passive
presque pendant tout un âge d'homme !

N..., âgé de 53 ans, dont Cayus parle
dans son journal avec beaucoup de jalousie, présentait à un degré prononcé la
forme béante en cornet des fesses et l'absence de plis à l'anus.

Un autre était un homme de 52 ans, qui
dans sa jeunesse, avait été acteur, et qui, à
Berlin et ailleurs, avait été beaucoup ap-
plaudi dans les rôles de femme. On avait
remarqué déjà ses manières d'être féminines, ses cheveux bouclés, ses bagues, etc.
Les cheveux et la barbe étaient devenus
gris, son corps était gros, ses fesses fortes,
charnues et béantes en forme de cornet, le
rectum non élargi, le sphincter intact. Le

pénis et les testicules très petits. Les plis autour de l'anus manquaient.

Notons que ces observations sont très intéressantes, car il résulte des confessions de Cayus que ces individus étaient des pédérastes habitués de ses réunions, de sorte que cet examen n'avait pas pour but de résoudre un problème, mais seulement de constater des faits.

Il était au contraire très difficile de déterminer si P..., âgé de 32 ans, et qui allait aux réunions de Cayus, était un pédéraste actif ou passif. Il avait la barbe forte et l'extérieur mâle d'un jeune homme. Le pénis, sans trace de maladie vénérienne antérieure, était long et assez mince, le prépuce étroit couvrait un gland petit. Les testicules étaient de dimensions ordinaires, les fesses étaient grosses et ne présentaient pas la forme du cornet, l'anus complètement normal. Pas de trace de pédérastie passive.

Il n'y en avait pas non plus chez le barbier L..., âgé de 21 ans, qui, d'après Caylus, avait été son dernier favori. C'était un jeune homme blond, ayant peu de barbe, dont les parties génitales et les fesses ne présentaient rien d'anormal. Les plis de l'anus étaient même très prononcés chez ce pédéraste actif.

Je trouvais la même chose chez le soldat H..., âgé de 22 ans, qui dit n'avoir eu que quelques rapports d'onanisme, ce qui est croyable, d'après le résultat négatif de l'expertise.

Dr Tardieu (1866). — *Assassinat et Pédérastie.*

Le jeune S..., âgé de 3 ans, fils d'un marchand de vin, 85, rue de Paris à Saint-Denis, à été trouvé mort à 4 heures, dans la Plaine-Saint-Denis, le 2 juin 1866.

D'après le rapport du commissaire de police, l'enfant aurait d'abord été victime des passions brutales de deux hommes qui lui auraient ensuite brisé la tête à coups de pierres.

Un marchand colporteur, nommé Castex, âgé de 55 ans, l'un des auteurs du crime, avait rencontré sur la route un jeune apprenti mouleur en cuivre, qui, après l'avoir provoqué à des pollutions mutuelles, avait attiré l'enfant derrière la maison de ses parents. Là, pendant que l'un tenait le pauvre petit, la tête entre ses jambes, le forçant au plus dégoûtant office, l'autre le violait par derrière et le déchirait jusque dans les profondeurs du corps. Puis, après lui avoir mordu, par un dernier excès de brutalité lubrique, les parties sexuelles, ils lui écrasaient la tête à coups de pierres.

1º Le jeune Jean Saurel a été tué par des

coups portés à la tête à l'aide d'un instrument contondant ;

2° Les cris de l'enfant ont été étouffés par une tentative de strangulation opérée à l'aide des mains :

3° La mort a été précédée de violences d'une brutalité sans exemple, exercées sur les parties sexuelles à l'aide de dents, et sur l'anus par l'intromission forcée d'un corps volumineux et dur comme le membre viril ;

4° La nature, le siège, la multiplicité des violences, ne peuvent laisser de doute sur la coopération de deux criminels au moins au meurtre de l'enfant.

L'inculpé Castex, visité par moi, est un nomme de 55 ans, à l'expression brutale, bégayant presque convulsivement, et qui, sous une apparence d'infirmité intellectuelle, ne parvient pas à cacher l'intelligence des faits dont on lui arrache l'aveu.

Le pénis n'a chez lui rien de particulier. Mais l'anus offre une largeur et une dilatation insolite.

Plus tard, le 17 juin, j'ai visité le complice. C'est un jeune garçon de 16 ans, qui, malgré, sa grande jeunesse, est déjà flétri et présente l'apparence de la plus profonde dégradation... Nous constatons que le membre viril, dont le développement exagéré contraste avec l'âge et la taille du jeune homme, présente cette conformation habituelle qui appartient aux masturbateurs, c'est-à-dire la forme en massue. L'anus a été élargi et relâché, il est un peu enfoncé quoique non tout à fait infudibuliforme.

En résumé, Ledain porte des traces manifestes d'habitudes passives de pédérastie, Castex présente des signes les plus accusés d'habitudes contre nature.

FIN

TABLE ANALYTIQUE

BUZANÇAIS (INDRE). — IMP. F. DEVERDUN

OFFENSTADT, éditeur, 39, rue de Trévise, Paris

BIBLIOTHÈQUE POPULAIRE

des

Connaissances médicales

Collection à 1 franc le volume

Envoi franco de chaque volume contre 1 fr. 25

La Collection que nous publions sous le titre de Bibliothèque po-
pulaire des Connaissances médicales *remplit un but de vulgarisa-
tion d'un intérêt saisissant. Le résumé analytique des matières con-
tenues dans chaque volume que nous donnons ici en fera saisir toute
l'importance.*

*Dégagé des termes techniques, le texte de ces ouvrages, tout en
conservant une précision absolument scientifique, est remarquable
par la netteté de sa rédaction, ce qui le met à la portée de tous.*

N° 1 — La blennorrhagie.

Causes ; fréquence ; mode de contagion ; la Blennorrhagie chez
l'homme ; son début, sa marche et sa durée ; balanite et balano-pos-
thite ; paraphimosis ; orchite ; Blennorrhagie chez la femme ; uré-
thrite ; vulvite ; vaginite ; végétations ; complications de la Blennorrhagie ; rhumatisme et opthalmie blennorrhagiques ; rétrécissements ;
rétention d'urine ; goutte militaire ; le gonocoque.

N° 2 — La syphilis.

Historique ; la virulence ; le chancre infectant ; les plaques muqueuses ; le mode de contagion ; les degrés ; accidents consécutifs ;
hérédité ; infection de l'enfant par l'allaitement ; infection de la nour-
rice ; immunité des syphilitiques à une seconde infection. Maladies
provenant de la syphilis par hérédité ; traitement.

N° 3 — L'onanisme chez l'homme.

Historique ; les causes ; l'onanisme solitaire ; l'onanisme en commun ; manualisation ; onanisme buccal ; caractère des masturbateurs ;
influence de l'onanisme sur les facultés intellectuelles ; ses effets sur
le système nerveux ; maladies engendrées par l'onanisme ; amaigrisse-
ment, névralgies, palpitations, apoplexie, satyriasis, pertes séminales,
impuissance, stérilité, perte de la vue et de l'ouïe ; abrutissement général.

N° 4 — La masturbation chez la femme.

Le saphisme ; le clitorisme ; la masturbation par des corps étrangers, par frottements ; les ménages de tribades ; leur jalousie ; leur
dégoût de l'homme, la prostitution et les tribades ; lettres de tribades ;
les maisons clandestines d'amour lesbien ; les tribades intermittentes ;

les désordres de la masturbation ; fureur utérine ; leucorrhée ; métrite, stérilité, affections nerveuses, troubles de l'intelligence ; déformation des organes féminins   sodomie chez la femme ; le saphisme bestial.

N° 5   La pédérastie.

La prostitution pédéraste, le chantage, exemples ; les mœurs des pédérastes, caractères extérieurs ; pédérastes actifs et passifs ; observations médico-légales ; les signes de la pédérastie ; déformation de l'anus et de la verge ; les uranistes dans la société ; leur caractère morbide ; perversion et perversité ; le dégoût de la femme ; les invertis-nés et les invertis occasionnels ; les causes.

N° 6   L'amour et l'accouplement.

Les organes génitaux de l'homme et de la femme, leur description et leurs fonctions ; le sperme ; les ovaires et l'ovulation ; la puberté et la nubilité ; le mécanisme du coït ; la volupté ; l'appétit vénérien ; modes divers d'accouplement ; la recherche de la volupté ; l'orgasme véné rien ; l'éjaculation.

N° 7   La procréation

Le mécanisme de la fécondation, rencontre du sperme et de l'ovule, leur fusion, le germe, historique de la question ; théories anciennes moment propice à la fécondation ; la grossesse ; signes certains ou incertains ; début, progression ; indication des sexes ; l'accouchement, les douleurs ; description et terminaison ; l'accouchement chez tous les peuples, postures et pratiques; les jumeaux : comment se forment les monstres ; les envies, ce qu'elles sont; nains et géants ; cas d'enfants extraordinaires.

N° 8   La menstruation

La matrice et les ovaires, apparition des règles, cause des règles, l'ovule et l'ovulation, chute de l'ovule, congestion des organes, durée des règles, complications ; l'âge critique, son début, son caractère; accidents et maladies; influence de l'âge critique sur l'économie générale.

N° 9   Impuissance et stérilité

L'impuissance chez l'homme, par défaut de désirs, par dégoût, par défaut d'érection complète, par défaut de conformation ; stérilité par défaut d'éjaculation, par absence de spermatozoïdes, impuissance chez la femme par vaginisme, par vice de conformation ; stérilité occasionnelle et momentanée, absences de règles par maladies.

N° 10   L'hermaphrodisme

Définition et variétés ; historique ; les neuf sortes d'hermaphrodisme; malformation masculine et féminine; exemples ; formation des hermaphrodites ; les hermaphrodites devant la loi; mariage erreur de personne: l'état civil des hermaphrodites ; erreur de déclaration ; les cas célèbres: L'appétit sexuel chez les hermaphrodites l'infantilisme ; arrêt de développement ; le féminisme ; l'homme-femme ; la femme-homme ; les Gynécomastes ou hommes à mamelle avec sécrétion lactée ; types de Gynécomastes ; arrêt de développement des testicules ; exemples.

Nº 11   La perversion sexuelle.

Définition de la perversion ; les variétés ; le fétichisme ; les fétichistes et leur caractère, la passion du mouchoir, des bottines, des cheveux, des vêtements féminins, des bonnets de nuit, des tabliers, des morceaux de drap, etc. ; le masochisme ; l'amour des coups et la domination féminine ; les passionnés des excrétions féminines, de la sueur, des mucosités nasales ; les buveurs d'urine, les stercoraires, les lécheurs de pieds ; le sadisme ; les sanguinaires et les tortionnaires ; les éventreurs de femmes ; exemples célèbres ; les nécrophiles et les vampires ; déterreurs de cadavres, le viol des mortes ; bestialité ; exemples de ce vice.

Nº 12   La virginité.

L'hymen, situation, formes et anomalies ; signes de la virginité l'hymen n'est pas une certitude ; l'hymen élastique ; sa persistance après le coït et après l'accouchement ; la défloration chez les peuples d'Orient ; l'infibulation ; la défloration criminelle ; attentats, viol dans l'hypnotisme et dans le somnambulisme, le chloroforme ; simulations de viols et coups montés ; médecine légale ; la continence et la chasteté ; effets contraires produits par la continence ; exemples d'abus de chasteté ; le célibat, maladies produites par le célibat forcé, son immoralité, sa contradiction avec les lois naturelles.

Nº 13   L'hystérie.

Son histoire ; les hommes hystériques ; caractère de l'hystérie, sa fréquence et ses causes ; ses degrés ; ses débuts et durée ; observations ; la folie hystérique, définition et caractère ; la Salpêtrière ; cas célèbres.

Nº 14   L'hypnotisme

Son histoire ; les magnétiseurs ; le somnambulisme ; les hystériques et l'hypnotisme ; sujets hypnotisables ; procédés employés pour produire la léthargie, la catalepsie et la contracture ; curieux exemples de ces divers états ; la suggestion, l'hypnotisé assassin, son réveil, oubli complet de l'acte ; obéissance passive ; l'hallucination ; curieuse observations.

Nº 15   La folie érotique

L'érotomanie ; définition ; fièvre érotique ; manie, extase amoureuse et ravissement ; l'érotomanie chez les anciens ; ses causes ; le satyriasis ; excitations morbides ; effets des cantharides ; la nymphomanie ; causes ; ses degrés ; manie furieuse ; insensibilité ; scènes obscènes ; amour charnel d'une mère pour son fils ; manie mystique ; exemples remarquables ; priapisme ; érections incoercibles, causes à effets ; folie érotique périodique ; exemple d'exaltation sexuelle ; démence sénile ; excès vénériens ; chronicité des maladies nées des abus ; pertes séminales ; troubles singuliers à la suite du coït; ivresses érotiques ; influence sur les sentiments.

N° 16 — La prostitution

Précis historique ; les 22 classes de courtisanes de la Grèce, la débauche romaine ; la prostitution au moyen âge ; les maquerellee ; les filles au Châtelet ; exactions de la police ; la prostitution moderne; les instructions de la police ; cartes des filles ; leurs obligations et leurs défenses ; la prostitution clandestine ; types et procédés de ces filles ; la retape ; les maisons de passe et de rendez-vous ; le rôle de l'homme ; le recrutement des filles de joie; le proxénétisme ; courtage; les causes de prostitution ; caractère des filles de joie ; obstacles à leur libération ; sentiments religieux et de charité ; la maternité ; étrange pudeur ; les souffrances.

N° 17 — Hygiène et régénération

Les forces sexuelles de l'homme, leur conservation par l'hygiène de la femme amoureuse ; beauté du corps, conservation des seins, leur blancheur et leur fermeté ; tonicité des organes génitaux ; recettes et procédés.

N° 18 — L'avortement.

Avortement naturel spontané ; les causes acquises ou héréditaires avortement accidentel; causes, émotions morales ; maladies ; ébranle-lements physiques ; avortement provoqué ; médecine légale ; fait matériel ; intention ; conséquences ; preuves ; le produit de la conception ! simulation ; manœuvres abortives; coups, chutes, tamponnements ; drogues.

N° 19 — Les morphinomanes.

Les Fumeurs d'opium.

La morphine ; ses effets ; causes de la morphinomanie ; habitude acquise ; souffrances ; délices et voluptés ; exaltation et dépression vitales ; désordres intellectuels; l'appareil sexuel ; l'opium en Orient; mangeurs et fumeurs d'opium ; mangeurs d'opium en France; l'opium des fumeurs ; sa préparation ; la pipe et la manière de s'en servir; effets de l'opium sur l'homme et les animaux ; sommeil, rêves ; ravages de l'opium.

N° 20 — Le mariage et son hygiène.

Du mariage au point de vue sexuel ; puberté et nubilité ; danger de la précocité ; l'âge de la fécondité ; mariages consanguins et le résultat de la conception ; l'amour physique dans le mariage ; première nuit de noces ; le vaginisme ; les fins du mariage ; les fraudes conjugales ; variétés ; leurs dangers; exemples ; l'hygiène des sexes ; le coït dans la grossesse; possibilité d'avortement ; le coït dans l'âge critique ; hygiène de l'âge critique.

Docteur CAUFEYNON

L'EUNUCHISME

Histoire générale de la Castration

TABLE ANALYTIQUE

Envoi franco contre mandat-poste de 4 francs

OFFENSTADT, *Editeur, 39, rue de Trévise, PARIS, IX*

Docteur CAUFEYNON

LES VICES FÉMININS

Après avoir démontré que si la femme est en général plus froide que l'homme en amour, éminemment lascive sous certaines conditions physiologiques, l'auteur envisage tous les vices que peuvent faire naitre, ehez elle, soit une curiosité malsaine, soit une excessive sensibilité des organes, soit une aberration intellectuelle

Les formes diverses de l'onanisme, clitorisme, saphisme, etc., y sont longuement développées avec nombreux exemples à l'appui, ainsi que les pratiques Fellatrices qui semblent avoir pris depuis quelque temps un développement étrange à Paris. La débauche prématurée, les excitations sexuelles de l'âge critique, tout enfin est passé en revue dans cet ouvrage.

Prix du volume : 4 francs franco

7.

PHYSIOLOGIE DU VICE

Son histoire à travers les âges

PAR

Le Docteur JAF

Cet ouvrage, conçu sur un plan tout spécial, présente un intérêt considérable, car, non seulement l'auteur fait l'historique du vice dans tous les temps, mais encore il en montre les formes les plus diverses, les pratiques les plus infâmes, et les excentricités les plus bizarres, auxquelles la lubricité, la débauche et la perversité humaines ont pu arriver pour satisfaire les sens.

Nous ne saurions mieux faire que de donner quelques extraits des matières traitées dans les divers chapitres de ce curieux ouvrage.

Dans l'antiquité romaine : Les cunnilingues. Les fellateurs ou fellatrices. Scènes et descriptions de ces actes contre nature.

Les irrumateurs. Scènes d'irrumation.

Les tribades grecques et romaines. Pratiques lesbiennes. Dialogue de tribades grecques. Les poëtes latins et les tribades. Epigrammes. Scènes curieuses. Une leçon de tribadisme L'olibos et son usage.

Les tribades au moyen-âge. Coutumes. Un collège de tribades. Les vestales de Vénus, initiation d'une jeune fille.

Mœurs et caractère des tribades modernes. Le clitorisme et le saphisme. Les saphistes en ménage. Le ménage à trois. Les saphistes des maisons publiques. Maisons de passe pour saphisme des femmes du monde. Pratique de sodomie dans certains pays. La sodomie dans le mariage. Citations et exemples.

Attouchements obscènes sur des enfants par des femmes. Plusieurs cas de lubricité féminine. Description. Attentats par des Arabes, façon d'opérer. Gouts immondes des pervertions.

La flagellation, curieuses circonstances, confession d'un perverti. Cas de bestialité. La masturbation solitaire, en commun et auxilliaire. Perversité des enfants. Pratique dégoutante. Emplois de corps étrangers. La masturbation féminine. Les pensionnats. Les époux. Les amants. Pratique et cas bizarres de masturbation par la machine à coudre. Détails. L'homme complice et instigateur.

La pédérastie chez les anciens. Pratiques monstrueuses. Mœurs et caractère des pédérastes modernes. Jouissance. Psychologie du pédéraste. La prostitution féminine auxilliaire et la pédérastie. Mœurs de filles de bas étage, l'amant de cœur. Les pourvoyeurs. Les maisons de tolérance. Emménagements spéciaux. Voyeurs. Tableaux vivants. Ustensiles de débauche. Godmichés et ventres de femme.

Turpitudes des vieillards, etc., etc.

PRIX : 4 FRANCS

OFFENSTADT, Editeur, 39, rue de Trévise, PARIS. IX

Charles MONTFORT

LES CYTHÉRÉENNES

Roman passionnel illustré de 30 gravures hors texte

Ce roman d'un réalisme absolu est écrit de main de maître.
Les aventures d'amour les plus bizarres, les scènes de volupté
les plus étranges, sont décrites dans un style fin et délicat. Le
lecteur croira vivre lui-même ce roman, les descriptions étant
faites avec le naturalisme le plus parfait.

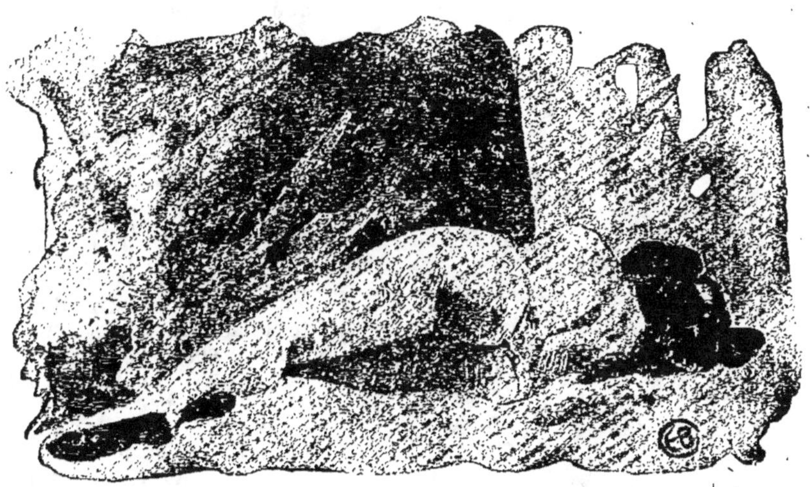

Le Journal d'une Saphiste

par CHARLES MONTFORT

Superbe volume orné de 30 illustrations très suggestives,
d'après nature, un des plus beaux parus en librairie depuis des
années.

Parler ici du *Journal d'une Saphiste*, ce serait lever le voile
sur les mystérieuses amours de Lolette et d'Aline, ce serait enle-
ver l'odeur fine et troublante qui se dégage de ce livre pervers, et
il faut que seul le lecteur en soit pénétré. Donc que tout le monde
le lise.

Le volume 3 fr. 50, envoi franco.

Rire et Galanterie

RECUEIL HEBDOMADAIRE D'IMAGES GALANTES

PUBLIÉ

Sous la direction de **JOHN GRAND-CARTERET**

Prix : **15** centimes

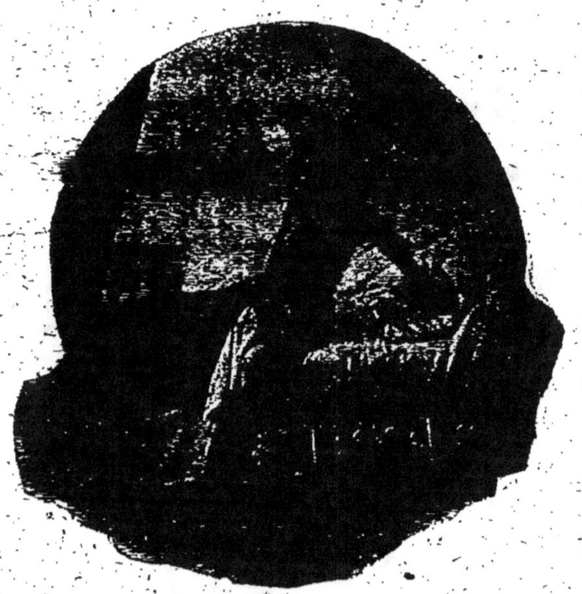

12 pages

0 images de maîtres, 1 page coloriée

Du Léger   *Du Galant*

Du Nu

Du Retroussé   *Du Comique*

PRIX DES ABONNEMENTS :

ine, **8** francs ; Département, **9** francs ; Etranger, **12** francs

**Tout abonné d'un an recevra gratuitement deux
lumes à son choix marqués 3 fr. 50 dans ce catalogue.**

COLLECTION

LE CONFLIT SEXUEL

EN DROIT & LES PROCÈS DE MŒURS

COMPRENANT 11 BROCHURES CONTENANT CHACUNE 72 PAGES

1. — *Le Devoir Conjugal.*
2. — *L'Inceste.*
3. — *L'Impuissance.*
4. — *L'Adultère.*
5. — *La Séduction.*
6. — *La Bigamie et la Castration.*
7. — *Le Viol.*
8. — *Les Attentats aux mœurs.*
9. — *Le Détournement de Mineur.*
10. — *L'Avortement.*
11. — *La Recherche de la Paternité.*

Prix de chaque brochure: **20 centimes.**

OFFENSTADT & Cie Editeurs
rue de Trévisse, Paris, IXe.

IMPRIMERIE F. DEVERDUN, BUZANÇAIS (INDRE).

ABERRATIONS
FOLIES & CRIMES

du

Sens Génital

Par

Le Docteur CAUFEYNON

———

Sous ce titre, l'auteur a réuni toutes les aberrations de l'appétit vénérien. Le tableau qu'il fait de la lubricité de l'homme et de la femme, les exemples nombreux qu'il donne avec les détails les plus circonstanciés, constituent une entrée en matière des plus curieuses. On trouve ensuite de nombreuses observations d'attentats à la pudeur, de viols et de folies génésiques. L'inversion sexuelle, qui est une des plus importantes parties de ce curieux ouvrage, est traitée à fond : l'amour socratique ; la sodomie ; la satisfaction sexuelle chez les investis ; l'horreur de la femme ; l'historique du vice contre nature ; l'inversion devant la science, et, enfin, une collection unique de confessions d'investis, qui, à elle seule, justifie le succès de cet ouvrage.

Extrait de la Table,

Les athlètes sexuels. Accès de lubricité. Excentricités sensuelles. L'amant de la colonne Vendôme. Le livre d'or de la lubricité féminine. Précocité génésique. Erotisme de l'âge critique. Impulsion irrésistible de la volupté. L'orage du sang. La menstruation et l'appétit vénérien ; cas curieux. Attentats à la pudeur ; rapports judiciaires. Attentats aux mœurs. Rapports de viols. Le viol à l'hypnotisme ; acte d'accusation. Le viol chez les Arabes ; scène descriptive ; monstruosité. Le viol dans le mariage ; rapports judiciaires. La voie trop étroite. Tatouages obscènes. L'inversion sexuelle. Les invertis-nés. La satisfaction sexuelle. Horreur de la femme. Le haut goût pour l'anus. L'amour grec d'Aristophane. L'inversion à Rome. Les baisers du mignon de Martial. La passion de Pétrone. L'inversion en France. Ragoûts d'Italie. Célébrités. L'inversion devant la science. Observations médicales. Confession d'invertis. Pauline et Florange. Le magistrat Hanovikn. Un médecin inverti. Lettres curieuses. Aux maisons centrales. La prostitution et la fécondité, etc.

Prix : **4 francs** franco.

OFFENSTADT, Editeur, 39, rue de Trévise, PARIS, IX

LES RATÉS

PAR

Lucien VICTOR-MEUNIER

Les Ratés, ces sont les impuissants, les morts-nés, contrefaçons d'artistes, « partis pour la gloire et restés en route » comme dit une phrase du livre. Et, tandis qu'au premier plan une jeune fille, adorable créature d'amour, est assassinée par les hontes, par les misères de la vie; dans le fond du tableau s'agitent, rampent, grouillent, dessinées par main de maître, les silhouettes grotesques et macabres des Ratés lamentables. C'est la réalité même, saisissante à force d'être toute nue. Tous les amateurs de sensations d'art voudront lire ce livre remarquable.

ROCHEFLAMME

MARIA-MAGDALENA

Courtisane et Amie

DU NAZARÉEN JÉSUS

1 fort vol, 3 fr. 50 franco.

CLAUDINE

Roman

Par Charles PROUDHON

Prix : 3 fr. 50 franco

OFFENSTADT, Editeur, 39, rue de Trévise, PARIS, IX

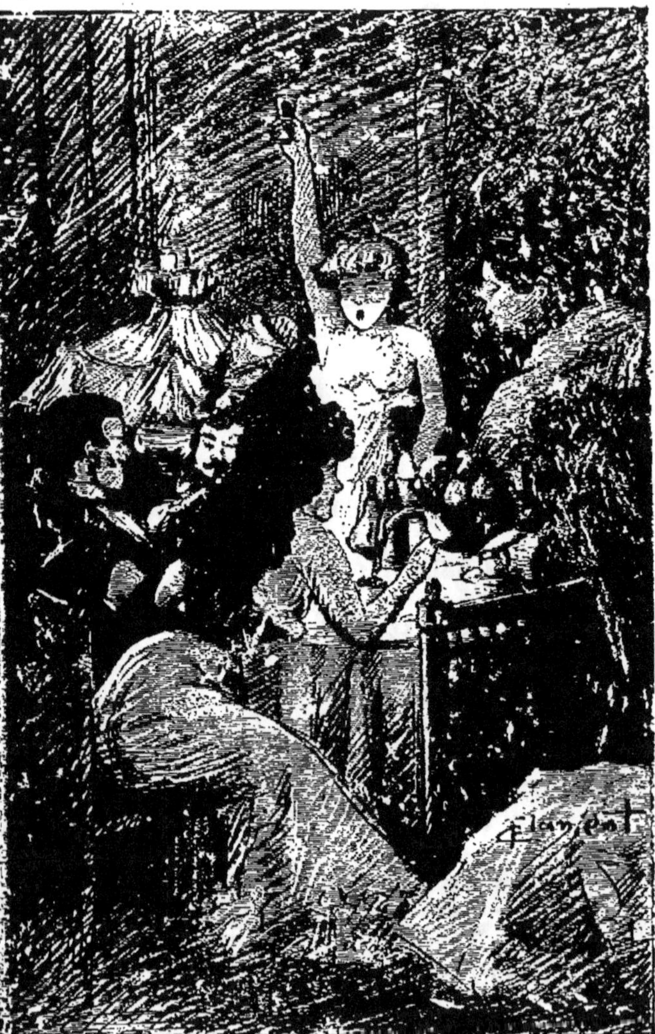

MICHEL SAVON

SA MAJESTÉ LE VICE

Roman passionnel orné de 30 illustrations hors texte.

Prix : 3 fr. 50

OFFENSTADT. *Editeur, 39, rue de Trévise,* PARIS, IX°

Le Conseiller secret des Dames

Prix : 3 fr. 50 franc

TABLE DES MATIÈRES

OFFENSTADT, Editeur, 39, rue de Trévise, PARIS

8.

MALADIES DES FEMMES

Traité complet par le Dʳ CAUFEYNON

TABLE DES MATIÈRES

Prix : **4 francs** franco

OFFENSTADT. Éditeur. 3°,